BEI GRIN MACHT SICH IHR WISSEN BEZAHLT

AF141705

- Wir veröffentlichen Ihre Hausarbeit,
  Bachelor- und Masterarbeit

- Ihr eigenes eBook und Buch -
  weltweit in allen wichtigen Shops

- Verdienen Sie an jedem Verkauf

Jetzt bei www.GRIN.com hochladen
und kostenlos publizieren

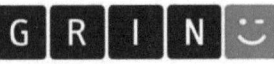

Patientenedukation zur Organspende. Die Organspende im Islam

Eine Broschüre zur Ausstellung im stationären Akutkrankenhaus

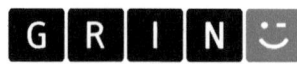

Bibliografische Information der Deutschen Nationalbibliothek:

Die Deutsche Nationalbibliothek verzeichnet diese Publikation in der Deutschen Nationalbibliografie; detaillierte bibliografische Daten sind im Internet über http://dnb.d-nb.de abrufbar.

ISBN: 9783346540355
Dieses Buch ist auch als E-Book erhältlich.

Patientenedukation zur Organspende am Beispiel des islamischen Glaubens – Eine Empfehlung für die Praxis

PROJEKTARBEIT

vorgelegt am   1. September 2020

Inhaltsverzeichnis

1. Einleitung

In dieser Arbeit möchte ich mich damit beschäftigen, dass die Patientenedukation in Krankenhäusern weit mehr als nur Informationsvergabe an einen Patienten und dessen Angehörigen ist und man mit den richtigen Methoden, Ansätzen und Mitteln auch an die Nischen kommt, die sonst aufgrund ihrer Minorität unerreicht bleiben. Am besten ist die Informationsvergabe und dessen Priorität anhand eines Beispiels zu sehen, welches nie zu Ende diskutiert ist und über mehrere Generationen hinweg interessant geblieben ist.

Die Organspende ist schon jeher aus allen Disziplinen des Lebens umstritten und rege diskutiert worden, so dass es ein Spannungsfeld zwischen Theorie und Praxis gegeben hat. Seitdem sich technische und medizinische Möglichkeiten zur Transplantation und Erhaltung des Lebens durch diese beiden fortschrittlichsten Techniken etabliert haben, empfindet der Mensch die Macht über Dinge zu haben, die Jahrhunderte lang ausschließlich Gegenstand spiritueller oder religiöser Diskurse waren. Verschiedene Normvorstellungen haben es dem Menschen schwer gemacht sich den neuesten Errungenschaften der Technik und Medizin in der modernen Zeit anzupassen oder diese anzunehmen.

Die raschen Entwicklungen in der Neuzeit sind an sich oft schon eine Herausforderung für beispielsweise ältere Menschen, die Schwierigkeiten haben mitzuziehen geschweige denn mitzugestalten. Da aber jeder Mensch ein potenzieller Spender sein könnte, ist es umso wichtiger, Menschen bei der Meinungsbildung zur Organspende angemessen zu informieren. Die Entscheidung liegt schlussendlich beim Individuum selbst aber am Mangel an Information soll es nie liegen.

Zusätzlich zu der globalen schnellen Entwicklung kommen Herausforderungen auf den Menschen zu. Der demographische Wandel, Migration, Krisen im persönlichen Leben oder im Lebensraum oder Einschränkungen durch Krankheit können die eigenen Ansichten zum Leben und die Haltung zur Spiritualität im Laufe des Lebens mehrmals ändern. Es ist ein dynamischer Prozess, welcher es nicht toleriert, an einer Meinung festzuhalten, ganzgleich wie solide diese zu sein scheint.

In dieser Arbeit soll es darum gehen, Menschen Informationen zu vermitteln, die ihnen aufgrund von gängigen persönlichen Entwicklungen im Leben entgangen sind.

Muslime sind jetzt schon mehrere Generationen in Deutschland existent und vor allem die letzten beiden Generationen haben es größtenteils geschafft europäische Moralvorstellungen anzunehmen. Hierbei war es Ihnen wichtig eigene Traditionen beizubehalten und eine gesunde Mitte für ihr Leben zu finden.

Aus der Binnenperspektive kann ich sagen, dass Modernität Religion und Sittlichkeit nicht ausschließen. Auch anders herum. Als Basis für die Patientenedukation zur Organspende am Beispiel des islamischen Glaubens nehme ich in dieser Arbeit den theologischen Konsens über die Organtransplantation, welcher sich pro positioniert[1].

Aus Gründen der Lesbarkeit wurde im Text die männliche Form gewählt, nichtsdestoweniger beziehen sich die Angaben auf alle Geschlechter.

Das Resultat der Arbeit ist ein Vorschlag für die Praxis und befindet sich im Anhang.

---

[1] Vgl. ZDF, 2019.

2. Gründe für den Mangel an Information

Die Patientenedukation und Informationsvergabe in Krankenhäusern ist eine der Hauptaufgaben der Pflege.[2] Ärztliche Gespräche unterscheiden sich häufig von denen der Pflege in ihrem aufklärenden Inhalt, was in der Regel auf die Diagnose und Therapie beschränkt ist. Aufgaben der Pflegefachkräfte ist es den Patienten während seines Aufenthaltes zu betreuen, so wie den und Aufenthalt vor- und nachzubereiten.[3] Neben den Gesprächen, die von der Pflegekraft initiiert werden und den Aufenthalt oder die Betreuung betreffen, kommen Patienten mit Fragen auf das Pflegepersonal zu und so entsteht ein Dialog beziehungsweise ein Gespräch zwischen Pflegekraft, Patient und Angehörigen. In der Regel geht dem Gespräch mit einer Pflegekraft eine ärztliche Aufklärung vor, in der der Patient viele Informationen zu seinen persönlichen und neuen Umständen bekommen hat. Zusätzlich erhalten Patienten Telefonnummern und Adressen wo sie je nach Bedarf mehr Informationen und Unterstützung bekommen können.

Trotz aller Bemühungen in Krankenhäusern Patienten und Angehörige mit Informationen zu versorgen, kann es dazu kommen, dass nicht alle Fragen oder Bedürfnisse gedeckt werden können, denn Information wird nicht nur innerhalb der Klinik gewonnen. Soziale Positionierung, Reichweite, persönliche Präferenzen und viele andere Faktoren beeinflussen den Informationsstand einer Person. Gerade über solch ein empfindliches Thema wie die Organspende nach dem Ableben eines Patienten sind Angehörige oft überfordert und können keine Entscheidung treffen, und lehnen die Organspende ab. Ähnlich verhält es sich mit den betroffenen Patienten, die aus Mangel an vertrauenswürdigen Informationen sich entweder nicht auf die Entscheidung einlassen oder ausdrücklich nicht spenden.[4]

Ein Mangel an Information könnte aus unterschiedlichen Gründen zustande kommen. Im Folgenden werde ich einige Gründe näher beschreiben.

---

[2] Vgl. Bundesanzeiger (2020)
[3] Ebd.
[4] Eigene Erfahrung aus Dialogen mit muslimischen Patienten und Angehörigen unterschiedlicher Herkunft über die Frage „Würden Sie eine Organspende für sich oder den Patienten (Angehörige) in Erwägung ziehen?"

2.1 Mangel an Quellen

Sowohl im Internet als auch in den Printmedien gibt es viel Werbung und Information rund um die Organspende. Bürger werden dahingehend motiviert sich zu entscheiden und bei ihrer Entscheidung sich der Informationsquellen zu bedienen.[5] Was aber fehlt ist die öffentliche Beschäftigung mit den Hintergründen der Organspende, die auf Religionen basieren.[6] In diesem Fall wäre das die Meinung des Islam zur Organspende.

Die Knappheit an Ressourcen erschwert den Zugang zu vorhandenen Materialien, was sich wiederum für orthodoxe Muslime, die kein Risiko eingehen möchten, negativ auf ihre Entscheidung auswirkt. Hier wäre es wichtig anzumerken, dass durch die Systematik der islamischen Theologie und der Struktur des Glaubens eine Konsequenz zu jeder nicht rechtmäßig getätigten Handlung folgen wird. Dies findet im Jenseits statt, dessen Existenz ebenso eine Vorstellung der Religion ist. Muslime sehen möglichst davon ab Sünden zu begehen.

2.2 Sprachbarrieren

Ein weiterer Grund dafür, dass Menschen nicht zu Informationen kommen, könnte sein, dass es unter einem bestimmten Publikum zu Schwierigkeiten im Verständnis der Sprache kommt. Gerade für ältere Menschen, die zugewandert sind und der fachlichen Sprache nicht mächtig sind, gestaltet sich die Patientenedukation eher schwierig. In diesem Fall wäre Informationsvermittlung eine doppelte Herausforderung, da es nicht nur die Quelle, sondern auch eine angemessene Übersetzung bedarf.

Auf der Website der Bundeszentrale für gesundheitliche Aufklärung (BZgA) gibt es einen Reiter, unter dem alle Informationen der BZgA über die Organspende in vereinfachter Sprache enthalten sind. Diese sind ebenso wie der Rest der Auskünfte seriös und fachlich vollständig verfasst, allerdings leichter zu lesen, finden und verstehen.[7] Diese Option verbirgt ein umgesetztes Erfordernis.

---

[5] Vgl. organspende-info (2020)
[6] Vgl. organspende-info (2020b)
[7] Vgl. organspende-info (2020b)

Um eine Nische zu erreichen bedarf es nach diesem Gedanken also Klarheit in der Sprache vor allem wenn es um komplexe fachliche Inhalte geht.

2.3   Kein Zugang zu Informationen

Man geht davon aus, dass ca. 6,2 Millionen Menschen in Deutschland nicht lesen und schreiben können.[8] Außerdem fehlen 21 Millionen Einwohnern der Zugang zum Internet.[9] Diese Zahlen spiegeln wider, dass es immer noch Menschen gibt, die keinen Zugang zu Informationen haben. Wenn zu den bestehenden noch andere Herausforderungen wie eine Sprachbarriere hinzu kommen, kann man davon ausgehen, dass viele Menschen aufgrund von Zugangsbeschränkungen zu Informationen Schwierigkeiten haben sich fortzubilden.

2.4   Vorurteile

Trotz laufender öffentlicher Arbeit und transparenter medizinischer Aufklärungsarbeit ist die Organspende mit negativem Ruf behaftet. Vor allem im Internet kann man häufig Äußerungen lesen wie „[…]Für mich sind die Ärzte nicht vertrauenswürdig. Zu sehr sind diese im wirtschaftlichem Interesse unterwegs[…]" oder „Ich will nicht das Ärzte und die Pharmaindustrie sich an mir bereichert.[…]".[10] Deutlich wird hier, dass es ein Problem im Vertrauen an das medizinische Personal und das System vorhanden sind. Ängste, Unaufgeklärtheit und individuelle Bewertungen von Leben, Tod und Medizin halten Menschen davon ab, sich bezüglich der Spende ihrer Organe zu entscheiden. Indirekterweise wäre das auch eine Entscheidung, welche ihre Organe nicht zur Spende freigibt. Hierzu laufen gegenwärtig noch Debatten.[11]

Zusätzlich zu Vorurteilen herrscht bei vielen Gegnern der Organspende falsches Wissen über die einzelnen Komponenten des gesamten Verfahrens. Ein häufiges Argument ist die Hirntod-Problematik. Ein User tut seine negative Denkweise auf der offiziellen Website der Organspende-Informations- und Austauschseite so kund: […]Ich bin nicht für Organspende. Aus christlicher Ansicht, sowie auch keine Sicherheit zur Schmerzempfindlichkeit und auch keine Narkose verabreicht wird. Auch die Unsicherheit zur Hirndiagnostik. Habe dazu kein

---

[8] Vgl. ZEIT ONLINE, dpa, spo (2019)
[9] Vgl. Statista (2019)
[10] Vgl. organspende-info (2020c)
[11] Vgl. Spahn, J. (2019), S. 1.

Vertrauen. […].[12] Deutlich ist, dass ein Mangel an Informationen in einem weiten Spektrum vorhanden ist, der von Medizin bis in die Menschenrechte reicht.

---

[12] Vgl. organspende-info (2020c)

2.5   Das Ethik-, Religions-/ Spiritualitätsverständnis

Das Verständnis vom Tod und Sterben wird in allen Weltanschauungen anders thematisiert. Das Sterben, die Gestaltung vom Ende des Lebens, Lebenserhaltung sind die häufigsten Themen der Ethikberatung in Krankenhäusern.[13]

Durch die moderne Medizin haben die Kraft und Wirkung der Konfrontation mit dem Tod vor allem in der jüngeren Generation abgenommen, was dem Wandel und Auffassung von Religion und Religiosität geschuldet ist.[14] Vielmehr „bezieht sich [die Angst] [...] auf den Vorgang des Sterbens."[15]

„Die christliche Religion hat in unserer Gesellschaft stark an Bedeutung verloren und damit auch der Geistliche seine zentrale Rolle am Kranken- und Sterbebett." Ist die Aussage des Medizinethikers Jochen Vollmann, welche die Situation in Deutschland für den christlichen Teil der Bevölkerung gut zusammenfasst.

Nicht zu missachten sind die ca 4,5 Millionen Muslime, die in Deutschland leben. Diese Zahl stammt aus dem Jahr 2015 und die neuste Studie zur Ermittlung der Zahlen nach der großen Zuwanderung aus Krisengebieten, in denen zum großen Teil Menschen muslimischer Glaubensrichtung leben, wird derzeit noch erforscht.

Die Frage der Organspende und die Vorstellung vom Tod und Sterben hat auch unter Muslimen in Europa für Debatten gesorgt. In dieser Hinsicht gab es eine Reform seitens der Geistigen und die Organspende wurde unter Beachtung einiger Kriterien für religiös zugelassen erklärt.[16] Die islamische Theologie positioniert sich klar für die Organspende aus verschiedenen Motivationen heraus.[17]

Über die aktuelle Situation wissen viele gläubige Menschen aber nicht Bescheid. Hierfür gibt es neben den bereits genannten auch andere Gründe. Praktizierende Muslime sind oft misstrauisch gegenüber verbreiteten Informationen über ihre Religion oder haben keine vertrauenswürdigen Quellen. An dieser Stelle soll diese schriftliche Arbeit mit einer Empfehlung am Ende einen Impuls setzen. Im Interesse der Gesellschaft, welches anhand der aktuellsten Umfragen zu erkennen ist[18], soll die Patientenedukation über die Organspende an Krankenhäusern muslimische Patienten für sich gewinnen.

---

[13] Vgl. Vollmann, J. (2019), S. 66.
[14] Vgl. Vollmann, J. (2019), S. 67.
[15] Vollmann, J. (2019), S. 68.
[16] Vgl. Taraji, H. (2013) S. 1.
[17] Vgl. ZDF (2019)
[18] Vgl. BZgA (2019) S. 1.

3 Patientenedukation

„Man kann nicht nicht-kommunizieren." sagte Paul Watzlawick, der Kommunikationswissenschaftler war und damit betonen wollte, dass jede Art von Interaktion, ganzgleich ob laut oder leise, Kommunikation bedeutet.[19] Durch Kommunikation zeigen wir den Beteiligten an dem Gespräch, den Empfängern, unser Interesse am Austausch mit ihnen und gleichzeitig die Bereitschaft aufzunehmen, was von ihnen kommt. Die Gründe zur Kommunikation können immer Unterschiedliche sein. In dieser Arbeit beschäftige ich mich mit der Art Kommunikation Informationen zu vermitteln, welche die häufigste Art ist in Krankenhäusern, der man begegnet. Gleichzeitig ist die einer der Hauptaufgaben einer kompetenten Pflegekraft auf Stationen.[20]

Über den Tag laufen sehr viele Gespräche auf den Stationen, zwischen Patienten, Ärzten und Angehörigen, Pflegekräften und Angehörigen, Pflegekräften und Patienten, und viele andere. Je nach Inhalt des Gesprächs unterscheidet sich jedes dieser Gespräche, bedarf also auch verschiedene Formate. Pflegekräfte werden über die Dauer ihrer Ausbildung mit Kompetenzen ausgestattet, angemessene und adäquate Gespräche mit medizinischem Personal, unter Kollegen und auch mit Patienten und deren Angehörigen zu führen.[21]

---

[19] Vgl. Specht-Tomann/Tropper (2011) S. 67.
[20] Vgl. Sahmel, K-.H. (2009), S. 32.
[21] Vgl. Sahmel, K-.H. (2009), S. 38.

3.1 Gesprächsformen in der Pflege

Je nach Situation und Inhalt ändert sich der Ablauf eines Patientengesprächs und dient einem jeweils anderen Zweck. Die für die Patientenedukation dienlichen Gesprächsformen unterscheiden sich beispielsweise von den Gesprächen zur Aufnahme des Betroffenen und zum Abschluss des Aufenthaltes oder der geplanten Therapie. Vor allem bei chronischen Erkrankungen, die über Jahrzehnte bestehen bleiben, ist es wichtig, dass der Patient seinen Selbstpflegedefizit mit den ihm gegebenen Ressourcen gut zu decken lernt, denn er ist die längere Zeit in seinem privaten häuslichen Umfeld und soll seinen Alltag meistern lernen.[22] In diesem Rahmen gibt es eine systematische Arbeit, nach der Betroffene hinsichtlich ihres Defizits in seinem Pflegeproblem von fachlich hochkompetenten in einem „wertschätzende[n] und partnerschaftliche[n] Klima [...]"[23] beraten werden. „Außerdem erweist sich die Edukation dann als effektiv, wenn sie selbst Managementstrategien, Selbstbeobachtung und Selbstmanagementfähigkeiten sowie Interventionen, die die psychosozialen Aspekte berücksichtigen, fördert und hilft, ein Verständnis für die eigene Krankheit zu entwickeln, wodurch Sicherheit in Symptom- und Therapiemanagement erreicht wird."[24]

„Patienten- und Familienedukation unterteilt sich in die drei Aktivitäten Information, Schulung, Anleitung."[25] Wobei wichtig ist, dass hier keine klaren Grenzen herrschen, sondern ein Informationsgespräch plötzlich eine Schulung werden kann und eine Anleitungssituation beispielsweise in ein Informationsgespräch werden kann.

Besonders wichtig ist, dass die Patientenedukation -unabhängig von der Art des Gesprächs- adäquate Schulungsmaterialien und pädagogische Kenntnisse benötigt.[26] Um angehenden Gesundheits- und (Kinder-)Krankenpfleger*innen die Kompetenz schon während der Ausbildung zu vermitteln, bietet das integrative Ausbildungsmodell „Stuttgarter Modell ©" eine kompetenzorientierte Ausbildung an, in der ein Bereich die interaktive Kompetenz belegt. [27]

---

[22] Vgl. Jurkowitsch, R.; Schröder, G. (2016), S. 15.
[23] Ebd.
[24] Vgl. Jurkowitsch, R.; Schröder, G. (2016), S. 15f.
[25] Jurkowitsch, R.; Schröder, G. (2016), S. 16.
[26] Vgl. Brenner, A. (2015), S.23.
[27] Vgl. Jurkowitsch, R.; Schröder, G. (2016), S. 16.

3.1.1 Informationsgespräch

Informationsgespräch ist die häufigste Form der Patienten- und Familienedukation.[28] Täglich werden Gespräche geführt wenn auch aus verschiedensten Gründen. Um theoretische Inhalte weiter zu geben eignet sich diese Gesprächsform am besten. Diese Gesprächsform kann in mündlicher oder schriftlicher Form erfolgen.[29] Für das Gespräch sollte das Pflegepersonal geschult werden, um auf mögliche Fragen fachlich korrekt antworten zu können. Informationsmaterialien können die Informationsvergabe unterstützen, müssen aber von der Pflegekraft erklärt werden, um Missverständnisse zu vermeiden.[30] Der zentrale Aspekt bei der Informationsvermittlung sind die individuellen Bedürfnisse des Patienten,[31] die ihn mit qualitativ hochwertigem, dem aktuellen Stand entsprechendem und an seine Pflegesituation angepassten Inhalten unterstützen sollen.

3.1.2 Schulung

„ Eine Schulung ist eine geplante, prozesshafte Veranstaltung mit einer Wissensprüfung am Ende. "[32] Der Unterschied zu einem Informationsgespräch besteht darin, dass während des Gesprächs Informationen und Fertigkeiten vermittelt werden, die am Ende überprüft werden, um sicher zu gehen, dass Handlungen korrekt durchgeführt werden auch ohne Hilfe von Experten, in dem Fall der Pflegekraft. Die Pflegewissenschaftlerin Frau Abt-Zegelin beschreibt 4 Phasen einer Patientenschulung in folgenden Schritten:

Schritt 1: Es erfolgt eine Sammlung von Informationen seitens der Pflegekraft über das zu schulende Thema. Dabei ermittelt die Pflegekraft den aktuellen Wissensstand des Patienten, seinen Lerntyp und mögliche Ressourcen, die er mitbringt. Ziel ist es in dem Schritt den Lernbedarf festzustellen.[33]

---

[28] Vgl. Jurkowitsch, R.; Schröder, G. (2016), S. 16.
[29] Vgl. Kugelstätter, I. (2009), S. 32.
[30] Vgl. Poser, M.; Abt-Zegelin, A. (2012), S. 33.
[31] Vgl. Rathwallner, B. (2013), S. 35.
[32] Vgl. Poser, M.; Abt-Zegelin, A. (2012), S. 21.
[33] Vgl. Jurkowitsch, R.; Schröder, G. (2016), S. 18.

Schritt 2: In dieser Phase wird ein realistisches Ziel festgelegt. Das Ausmaß, Umfang und Vorgehensweisen werden hier geplant.

Schritt 3: die Schulung erfolgt nach Möglichkeiten und Gegebenheiten der Pflegeeinrichtung individuell an den Patienten angepasst

Schritt 4: im letzten Schritt der Schulung erfolgt die Evaluation. Ziel ist es hier den neuen Wissensstand des Patienten zu ermitteln und gegebenenfalls Fertigkeiten demonstrieren zu lassen, um eine selbstständige Ausführungssicherheit sicherzustellen. Den Lernprozess kann man durch unterschiedlichste Arten von Lernmaterialien untermauern indem man beispielsweise Handreichungen oder Demonstrationsmaterialien bereitstellt, die der Patient mit nach Hause nehmen kann, um dort weiter zu trainieren. Falls ein Defizit in der Aufnahme des Patienten besteht nutzt man selbstverständlich die Ressourcen der Angehörigen.

3.1.3 Anleitung

Die Anleitung ist der theoretische Teil der Schulung, wo der Anleitende bestimmte Handlungen vorzeigt und diese erklärt. Im Grunde genommen sind diese beiden Formen sehr ähnlich aber nicht als Synonym zu betrachten. [34]

Ein Bedarf an Informationsweitergabe kann unter den unterschiedlichsten Umständen entstehen. Ein Beispiel kann sein, dass der Patient aufgrund einer aufgetretenen Erkrankung in Zukunft ein Gerät benutzen muss und die Verwendung dessen erst erlernen muss. Ein anderes Beispiel wäre die Notwendigkeit der Ernährungsumstellung zu Therapiezwecken. In diesem Fall geht es um die Entscheidungsfindung von Patienten, die noch keine Meinung zur Organspende haben und darum, Ihnen zu vertrauenswürdigen Quellen Zugang zu verschaffen. Es wird deutlich, dass nicht alle Arten von Gesprächssituationen zur Erlernung von neuen Tätigkeiten, Fertigkeiten, Handlungen notwendig ist. Der Mensch trifft Entscheidungen gemäß seines Wissens und hierzu gilt es ihm zu einer Basis zu verhelfen.

---

[34] Vgl. Brenner, A. (2015), S. 109.

3.2 Visuelle Informationsvergabe in der Praxis

In manchen Pflegesituationen kann es von Vorteil sein, die zu vermittelnde Information zu visualisieren. Ziel ist es immer, die Information und das Wissen in den neuen Alltag des Patienten zu integrieren.[35] Um diese Integration zu verwirklichen ist es hilfreich, sich von Bild- oder Tonmaterial oder Fachtexten helfen zu lassen.

Ganz egal ob es um eine bevorstehende Operation, eine Umstellung im alltäglichen Leben oder eine zu treffende Entscheidung geht, in Pflegeeinrichtungen fängt die Informationsvergabe mit einem Gespräch an. Damit es mit dem Abschied und Ende des Gesprächs nicht zu Ende ist, ist es usus, dem Patienten noch Handreichungen oder eventuell medizinische Materialien mitzugeben.[36] Das hat den Vorteil, dass eventuell hinterher vergessene Fakten und Informationen wieder aufgerufen werden, und so erlerntes Wissen sich festigt und länger bestehen bleibt.

Hierzu gibt es unterschiedliche Möglichkeiten.

Aus pflegerischen Stationen begeben sich anleitende Pflegende in Informationsgespräche oft gut vorbereitet. Hierfür haben sie, wie in 3.1.2 genannt, bereits herausgefunden, was der Patient schon weiß, noch nicht weiß, wie kooperativ er zu sein scheint und was er braucht. Wenn es der Situation dienlich ist kann man Modelle zur Unterstützung mitnehmen. Ein Beispiel wäre das Modell der Blase für ein Gespräch mit dem Betroffenen über die Anatomie der Blase und der Auswirkung von anatomischen oder physiologischen Defekte auf die gegenwärtige Problematik mit seiner Harninkontinenz. Modelle können Patienten unter Beachtung der Hygienevorschriften selbst betasten, auseinanderbauen und teilweise in realer Größe betrachten. Außerdem dienen sie hervorragend zum Nachvollziehen von Inhalten, die fachlich kompliziert und schwer vorzustellen sind. Modelle gibt es überwiegend stations- oder bereichsspezifisch und sind leicht in ein Gespräch zu integrieren.[37]

---

[35] Vgl. Rathwallner, B. (2013), S. 35.
[36] Beobachtung aus dem eigenen Einsatz in der chirurgischen Ambulanz, KaE
[37] Einsatz in der chirurgischen Ambulanz

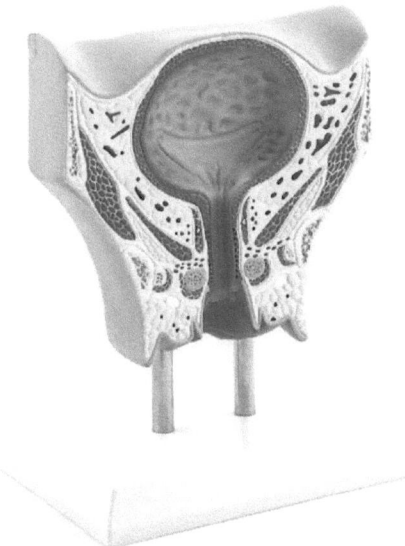

Abbildung 1: Anatomisches Modell der weiblichen Blase (Vgl. Praxisdienst, o. J.)

Ähnlich verhält es sich mit Puppen. In Krankenhäusern gibt es oft Puppen oder Körperteile, die den realen Größen- und Hautverhältnissen plastisch nachgeahmt wurden. Diese eignen sich hervorragend um beispielsweise Unterspritzungen, Hautpflege in speziellen Kontexten oder Verbände zu demonstrieren oder zu üben. Auch das eigenständige Wechseln von Drainagen wie die einen Stomabeutel wird im Rahmen einer umfassenden Anleitungssituation behandelt, demonstriert und geübt.[38]

Erst mit echten Beuteln an einer Puppe und wenn die Fingerfertigkeiten vollständig erlernt sind am Patienten selbst. Wichtig ist hierbei den Patienten stets mit seinem Selbstpflegedefizit, seinen Fähigkeiten, Ängsten und seiner Würde als ganzheitliches Individuum zu betrachten. Die Gefahr besteht nämlich darin, die Benutzung der in der Echtheit täuschend ähnlich aussehenden Puppe im Sinn auf den Menschen zu übertragen. Der Patient und seine Würde stehen im Vordergrund und diese müssen als absolute Priorität gewahrt werden.

---

[38] Vgl. Keller, C. (2019), S. 34.

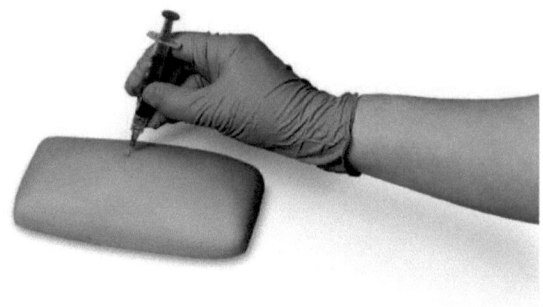

Abbildung 2: Injektionskissen (zur Übung von Subkutaninjektionen)[39]

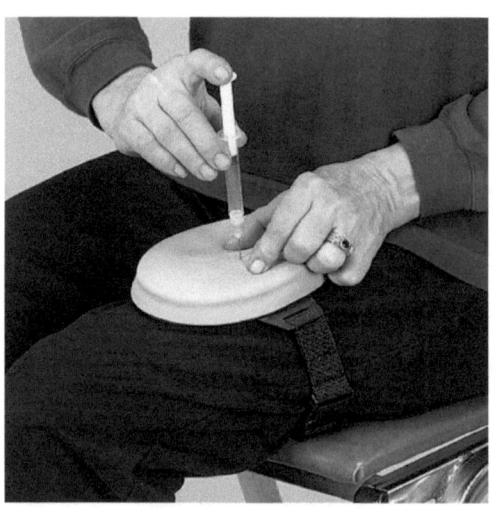

Abbildung 3: Injektionskissen (Diabetes-Beratung)[40]

Eine andere und sehr beliebte Möglichkeit Informationen mit Hilfsmitteln zu stützen ist es, dem Patienten Implantate, Operationsinstrumente oder die einzusetzenden Gegenstände zu zeigen. Diese Methode ist vor allem auf chirurgischen Stationen sehr beliebt. Patienten haben oft Angst nach Operationen in den Bewegungen eingeschränkt zu sein. Echte Knie-

---

[39] Vgl. Anatomie Modelle (2020)
[40] Vgl. Anatomie Modelle (2020a)

und Hüftgelenkprothesen, Platinplatten zur Knochenbruchkorrektur, Schienen oder auch Stents sind Gegenstände, die Patienten während der Gespräche Fragen visuell beantworten können.

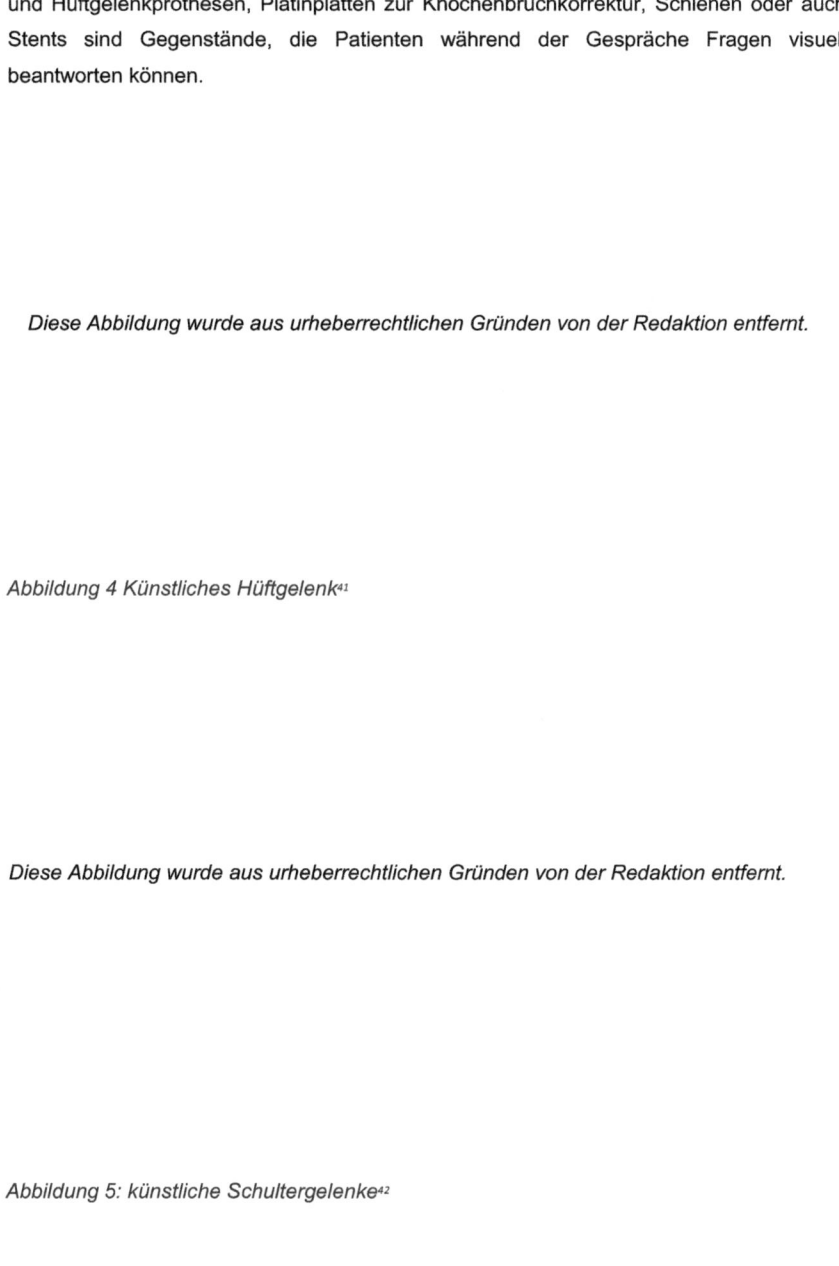

Diese Abbildung wurde aus urheberrechtlichen Gründen von der Redaktion entfernt.

Abbildung 4 Künstliches Hüftgelenk[41]

Diese Abbildung wurde aus urheberrechtlichen Gründen von der Redaktion entfernt.

Abbildung 5: künstliche Schultergelenke[42]

---

[41] Vgl. BVOU Netzwerk (2016)
[42] Vgl. medicalexpo, o. J.

Das Internet nimmt im Gesundheitswesen immer mehr Bedeutung an.[43] Nicht nur als tägliche Informationsquelle für pflegende Angehörige oder Patienten selbst, dient das Internet auch als Fortbildungsquelle für Pflegekräfte, die sie zur Vorbereitung auf Patientengespräche nutzen können. Um die Qualität der Inhalte so gut wie möglich zu halten gibt es Kriterienkataloge und Gütesiegel wie beispielsweise die Afgis (www.afgis.de) oder den HON-Code (health on Net). Diese sichern die Aktualität, Kultursensibilität, Nutzerfreundlichkeit und Barrieren der Inhalte.[44]

Zahlreiche Bild- oder Videoplatformen bieten unzählige Anleitungsmaterialien an, die im alltäglichen Leben eine große Hilfe sein können, aber mit viel Vorsicht zu genießen sind. Es liegt im Kompetenzbereich der Pflegenden in dieser Hinsicht auf vertrauenswürdige Quellen hinzuweisen und falsch angeeignetes Wissen durch unseriöse Quelle sach- und fachgerecht zu korrigieren. Die Zusammenführung von Bild, Ton und Musik kann vor allem für Menschen mit Handicaps besonders nützlich sein. [45]

3.3   Broschürenarbeit

Eine besondere Rolle in Pflegeeinrichtungen spielen Printmedien, die ebenso aus Wartezimmern, Aufenthaltsräumen oder vom Stationsalltag nicht wegzudenken sind. Handreichungen wie Flyer, Broschüren oder Informationshefte helfen dem Patienten oder seinem unterstützenden Angehörigen zuvor Besprochenes zu einem späteren Zeitpunkt noch einmal nachzulesen und zu verinnerlichen. Das gilt besonders für unangenehme Inhalte, die beispielsweise im Beisein einer dritten Person nicht sehr ausführlich besprochen werden. Diese kann der Betroffene nach dem Gespräch, dann wenn es ihm passt, in Ruhe wiederholen.[46]

Pflegewissenschaftlerin Frau Angelika Abt-Zegelin hat sich mit dem Thema „Arbeit mit Broschüren in der Patientenedukation" umfassend auseinandergesetzt und trifft folgenden Aussage: Patienten und Angehörige zu informieren, zu schulen und zu beraten ist eine wichtige Aufgabe der Pflegeberufe. Im Vordergrund steht dabei der Alltag, das Leben mit der Krankheit. Der Einsatz von Flyern und Broschüren kann alle Aktivitäten der

---

[43] Vgl. Segmüller, T. (2015), S. 69.
[44] Ebd.
[45] Vgl. Segmüller, T. (2015), S. 77f.
[46] Vgl. Jurkowitsch, R.; Schröder, G. (2016), S. 65.

„Patientenedukation", also Information, Schulung und Beratung unterstützen."[47] Diese Aussage trifft die ideale Nutzung von Broschüren als unterstützendes Informationsmaterial sehr exakt.

Zunächst möchte ich erklären was eine Broschüre ist und worin die Aufgaben einer Broschüre bestehen.

Broschüren eignen sich hervorragend als Ergänzung zu einem Patientengespräch, ersetzen dieses aber keineswegs. Sie treten in unterschiedlichen Formen und Formaten auf und je nach Anzahl der Seiten oder Faltung gibt es sie als Flyer, Broschüre oder Informationsblatt.[48] Da die Autonomie und Würde des Patienten in der Pflege immer im Vordergrund steht, ist die Vorbereitung auf ein Gespräch mit dem Patient eine sehr wertschätzende Haltung. In der Vorbereitungsphase kann die zuständige Pflegekraft geeignete Broschüren aussuchen und sie individualisieren. Die Beschriftung der Broschüren mit dem Namen des Patienten und das Heraussuchen der relevanten Informationen wird sicherlich einen vertrauenswürdigen Effekt auf den besorgten Patienten machen.[49] Ebenso ist es eine gute Idee einen Notizblatt, Textmarker und einen Stift mit in das Gespräch zu nehmen. Das hat nicht nur den Grund wichtige Stellen zu markieren, sondern hilft auch sich gegebenenfalls Zeichnungen aufzumalen, die für das Verständnis wichtig sind. Zudem könnten ergänzende Dinge, die spontan aufkommen, notiert und behalten werden.

Wenn auf einer Station oder in einem Bereich, indem Broschüren ausgestellt sind, sollte es eine Person geben, die die Wartung Dieser führt. Vor allem in medizinischen und juristischen Belangen ändern sich regelmäßig Dinge, die für den Verlauf der Therapie wichtig sein könnten.[50] Darüber sollten Patienten und Pflegende rechtzeitig informiert sein um eine reibungslose Zusammenarbeit leisten zu können.[51]

Broschüren, die verteilt werden, sollten vorsichtig ausgesucht werden, um den Patienten nicht mit zu viel Textmaterial zu überfordern. In diesem Fall bringen werden sie häufig verworfen und sind nicht zweckdienlich [52]

„Praktisch alle Kranken- und Pflegekassen, Ministerien (z.B. Bundesministerium für Gesundheit), staatliche Stellen (z.B. und das zentrale für gesundheitliche Aufklärung) oder Verbraucherorganisationen bieten Broschüren zu gesundheitsbezogene Pflege relevanten

---

[47] Vgl. Abt-Zegelin, A. (2013), S. 22f.
[48] Vgl. Segmüller, T. (2015), S. 63.
[49] Vgl. Segmüller, T. (2015), S. 65.
[50] Vgl. Abt-Zegelin, A. (2013), S. 22f.
[51] ebd
[52] Vgl. Abt-Zegelin, A. (2013), S. 22f.

Themen an. Auch Selbsthilfeorganisationen (z.B. nationale Kontakt- und Informationsstelle zur Anregung und Unterstützung von Selbsthilfegruppen) bieten schriftliches Material für Betroffene an. Meist ist es hier möglich, Broschüren kostenlos zu bestellen."[53] Über diese Institutionen kann man auch in größeren Mengen bestellen.

Darüber hinaus ist es auch möglich, Broschüren selbst zu erstellen.

Beim Erstellen von Broschüren gibt es „die Wittener Liste zur Broschürenbeurteilung"[54], die zu einem allgemeinen Leitfaden zur Broschürenbewertung und zur Erstellung von Broschüren erstellt wurde. Dieser Leitfaden umfasst 10 Kriterien, die es zu beachten gilt, welche im Wesentlichen für den optimalen Nutzen dienen sollen. Broschüren sollen durch die 10 Kriterien in der Handhabung, Gestaltung und Wissensbasierung eine beispielhafte Rolle spielen.

Die 10 Kriterien sind:

1. Zielgruppe und Ziel: der Inhalt einer Broschüre soll sein Publikum klar adressieren . Beispielsweise brauchen Angehörige eine andere Broschüre mit demselben Inhalt wie die von Patienten.
2. Alltag: da Broschüren mit nach Hause genommen werden, sollen sie eine Art Handlungsanweisung für den Alltag sein. Der Patient sollte den Broschüren Informationen entnehmen, die ihm sein Leben außerhalb der Pflegeeinrichtung erleichtern.
3. Positive Ansprache: Menschen, die diese Broschüren lesen, haben in der Regel einen Selbstpflegedefizit. In diesem Zusammenhang soll die Broschüre den Patienten oder Betroffenen ermutigen, motivieren und positiv auf ihn wirken. Diese Formulierungen schließen Drohungen, Angst und negative Inhalte aus.
4. Umfang und Schriftgröße: Eine Broschüre sollte innerhalb von 10 Minuten lesbar sein und nicht zu viel Text für ihn halten. Der Patient sollte sich nicht erschlagen und überfordert fühlen, damit er die ganze Broschüre auch liest. Empfehlenswert ist es in einer Broschüre nur Einen Teil des zu behandelnden Themas zu behandeln und mehrere Broschüren zu einem Thema zu erstellen. Zu beachten ist, dass die Schriftgröße wieder zu klein noch zu groß sein sollte. Eine Broschüre soll eine Erleichterung für den Tag darstellen und keine Herausforderung.
5. Die Verständlichkeit: Es sollte von zu komplizierte Fachsprache abgesehen werden, und bei Benutzung von Fachwörtern sollten diese immer noch auf der

[53] Vgl. Jurkowitsch, R.; Schröder, G. (2016), S. 65.
[54] Vgl. Jurkowitsch, R.; Schröder, G. (2016), S. 67ff.

selben Seite erklärt werden. Ein einfacher Syntax, einfache Sprache, Prägnanz und eine einfache Ordnung ist empfehlenswert.

6. Gliederung und Layout: Broschüren sollten optisch ansprechend sein. Farben, Bilder, Schriftarten, Markierungen erleichtern es Texte zu lesen. Außerdem sollten Texte einen roten Faden haben. Broschüren mit Texten und Bildern erwecken oft Interesse, und lockern die Leseerfahrung.

7. Aktuelles Wissen, Literaturunterstützung, Quellen, Datum: die Texte in einer Broschüre sollten durch aktuelle wissenschaftliche Artikel unterstützt werden. Außerdem sollten Broschüren datiert werden. Dennoch sollten die Inhalte nicht zu wissenschaftlich sein, denn Menschen erwarten von einer Broschüre, dass sie eine klare Handlungsanweisung im Alltag sein soll.

8. Autorenhinweise, Finanzierung, Abhängigkeit: „Eine Broschüre von einem Hersteller (zu Werbezwecken) muss anders beurteilt werden als die Handreichung einer Selbsthilfegruppe oder eines Ministeriums. Nützlich ist es etwas über die Finanzierung zu wissen (Abhängigkeit) oder über den beruflichen Hintergrund des/der Autoren.“[55]

9. Weiterführende Hinweise, Adressen: Da eine Broschüre nur einen begrenzten Platz hergibt und die Kerninformationen zu einem Thema beinhalten soll, ist es kaum möglich, dass alle Details und relevante Informationen darin enthalten sind. Hierzu sollten Verweise in der Broschüre notiert sein, dass der Leser bei Interesse weiß, wo er zusätzliche Informationen bekommen kann.

10. Vollständigkeit: Im letzten Punkt soll die Beurteilung zu möglichen Lücken erfolgen. Das gewählte Thema sollte weitestgehend mit Informationen gedeckt werden, sicherlich im Rahmen der Möglichkeiten.[5657]

Obwohl die Wittener Liste kein Expertenstandard oder eine allgemeingültige und verbindliche Richtlinie zur Erstellung und Bewertung von Broschüren ist, ist sie jedoch weit bekannt und wird beispielsweise von der AOK zur Erstellung von Broschüren benutzt. [58]

---

[55] Vgl. Segmüller, T. (2015), S. 69.
[56] Vgl. Patientenedukation (2020), S. 1.
[57] Vgl. Segmüller, T. (2015), S. 67ff.
[58] Vgl. Segmüller, T. (2015), S. 69f.

4   Organspende in Deutschland unter dem Phänomen „Kultur"

Nach den Angaben der Bundeszentrale für gesundheitliche Aufklärungsüber die Organspende Warten etwa 9000 Menschen in Deutschland auf ein Spenderorgan.[59]

Nach dieser Quelle Haben 84 % der Bevölkerung nach einer Repräsentativbefragung in 2018 bei über 4000 Menschen eine positive Einstellung zur Organ- und Gewebespende. 56 % der Befragten aus der positiven Meinung haben ihre Entscheidung schon getroffen. Wenige davon aber haben ihre Entscheidung eine Transplantation zu erlauben auch dokumentiert. Die Bundeszentrale für gesundheitliche Aufklärung bemüht sich durch öffentliche Arbeit die Motivation zur Entscheidungsfindung über die Organspende zu erhöhen. Hierfür bedient sie sich der visuellen Wirkung von Plakaten, die in allen deutschen Städten zu finden sind. [60] Seit 2010 ist der Besitz von einem Organspendeausweis um 15 % gestiegen. Davon haben sich 41 % für eine Organspende entschieden. Gleichzeitig fühlen sich 52 % aller Befragten gut oder sehr gut über das Thema informiert. Nach diesen Zahlen kann man feststellen, dass Menschen, die auf der Suche nach Informationen sind, auch zuverlässige Informationen finden um sich ganz gleich der letztendlichen Position, zu entscheiden. Die Arbeit in der Öffentlichkeit zahlt sich offensichtlich aus.[61]

Im Anbetracht des Gegenstandes dieser Arbeit ist gegenwärtig keine unterstützende Öffentlichkeitsarbeit unter dem Aspekt der kulturellen und religiösen Position zur Organspende im islamischen Glauben vorhanden.

Um hierfür einen Impuls zu setzen habe ich eine Broschüre vorbereitet, die Patienten während eines Aufenthaltes in der Klinik zur Verfügung stehen könnte. Um diese klar nachvollziehen zu können möchte ich jetzt noch ein Licht auf die kulturelle Perspektive Bei der Unterhaltung mit einem muslimischen Patienten werfen.

---

[59] Vgl. organspende-info.de (2020)
[60] Ebd.
[61] Ebd.

Die transkulturelle Pflege ist aus unserem fliegerischen Alltag nicht wegzudenken. Um dabei keine Fehler zu machen ist es wichtig, bei Aufnahme oder ersten Kontakt mit dem Patienten sich Informationen zu seiner Herkunft zu beschaffen. Jede Kultur kommt mit Ernährungsgewohnheiten, einem Verständnis von Kommunikation und Familie, Weltanschauung, Religion und Geschichte aber auch mit der Auffassung von Leben und Tod einher.[62] Gerade für unser Thema sind die letzten beiden Aspekte besonders wichtig.

Damit eine reibungslose, offene und respektvolle Atmosphäre bei Pflege von Menschen mit anderer Kulturen herrscht, wird diese Kompetenz Schon in der Pflegeschule an werden der Pflegekräfte vermittelt.

Zunächst beschäftigen wir uns mit dem Begriff des Sterbens und des Todes im islamischen Glauben.

„Das Wort „Islam" hat seinen Ursprung in den arabischen Verben „salima" […] und „sallama" […]"[63]. Der erste Wert wird mit wohlbehalten, unversehrt, sicher sein und frei sein übersetzt. Hier wird deutlich, dass die Religion auf ein Verständnis von Komplettheit basiert. Diese Auffassung lässt sich auch in der Einstellung zu Krankheit, Leben und Tod wieder erkennen. Muslime verstehen Krankheit als etwas von Gott, und ein Teil seines Plans, den sie akzeptieren müssen, auch wenn es Ihnen schwerfällt. Da nach diesem Verständnis der Tod nur einen Übergang von Leben in das Jenseits bedeutet, erhalten Muslime auch immer eine Erdbestattung. Der Körper des toten soll gewaschen und dann beigesetzt werden. Um das Leichnam so natürlich wie möglich zu halten erfolgt die Bestattung lediglich mit einem weißen Baumwolllaken und das Grab ist einfach Gestaltet.[64] Die Unversehrtheit des Körpers ist besonders wichtig, da die Auferstehung im Jenseits diese Vorstellung vorschreibt. Aus diesem Grund gibt es auch nach den strengen islamischen Regeln keine Obduktionen.[65]

Wie im Einstieg schon erklärt, herrschen nach neusten Erkenntnissen und Reformen sowohl in der Medizin als auch in der Religion neuer Konsens bezüglich des Verständnisses vom Leben im Islam. Nach den neuesten Erkenntnissen und Beschlüssen von anerkannten Räten, die religiöse Normen Vorstellungen an die gegenwärtige Zeit anpassen, wurde die Organspende zusammen mit vielen anderen fortschrittlichen Ideen für zugelassen erklärt. Hierzu gehört auch das oben genannte Beispiel der Obduktion in einem Kriminalfall oder wenn es um juristische Belange geht.

---

[62] Vgl. Langfeldt-Nagel, M. (2004), S. 148.
[63] Vgl. Wunn, I. (2006), S. 45.
[64] Vgl. Langfeldt-Nagel, M. (2004), S. 52ff.
[65] Vgl. Bose et al. (2012), S. 35.

Vor allem jüngere Muslime, die, die in Deutschland großgeworden sind

Oder welche, die den Islam angenommen haben, beschäftigen sich mit gegenwärtigen Themen und finden Antworten auf Ihre Fragen bezüglich der Religion und des modernen Lebens in Deutschland.

Meine Idee von einer Informationsbroschüre über die Organtransplantation und die Organspende im Islam gilt vor allem für die so genannte Gastarbeitergeneration. Mit dieser Beschreibung meine ich die Nische von Menschen, die aufgrund ihrer Lebensumstände und in Kapitel zwei genannten Gründen keinen Zugang zu neuen und

 Aktuellen Informationen haben.

Um vor allem den ersten Schritt des Pflegeprozesses nach Fiechter und Meier[66] korrekt zu gestalten, um eine kultursensible Pflege und Informationsvergabe an einen muslimischen Patienten zu verwirklichen, soll für Patienten und Angehörige das Thema der Organspende mit der Broschüre eine Hilfe zur Entscheidungsfindung sein.

Ziel ist es dabei neueste Erkenntnisse und Beschlüsse in dem Themenbereich an vor an Interessierte oder Betroffene zu bringen. Möglichst viele Menschen zu erreichen, gibt es die Broschüre in drei Sprachen.

---

[66] Vgl. Thieme (2020).

5 Fazit

Die Patientenedukation ist eines der wichtigsten Bestandteile des gesamten Aufenthalts eines betroffenen Menschen in einer Pflegeeinrichtung. Über den Tag werden unzählige Gespräche geführt, die unabhängig Ihre Länge, Form oder Intensität, der Information des Betroffenen dienen.

Um eine Minorität von Menschen zu erreichen, bedarf es innovativen Ideen und Kreativität. Vor allem in einem Thema welches lange diskutiert und umstritten war ist es besonders wichtig vorsichtig und einfühlsam vorzugehen, um niemandem zu nahe zu treten oder gar zu kränken. Religion und Spiritualität sind empfindliche Themen, die individuell Unterschiedlich intensiv ausgelebt werden können.

Mit dieser Arbeit beabsichtige ich aus der Binnenperspektive auf die Notwendigkeit der Informationsvermittlung an Interessenten und Patienten zum Thema Organspende und des islamischen Position aufmerksam zu machen, um die immer mehr zunehmende Anzahl von Menschen auf diese Möglichkeit hinzuweisen und die Idee mit korrekten Informationen zu belegen.

Anbei finden Sie einen Vorschlag für die Praxis in Pflegeeinrichtungen.

Quellenverzeichnisse

Abt-Zegelin, Angelika: Bitte lesen!, in: JuKiP - Ihr Fachmagazin für Gesundheits- und Kinderkrankenpflege, Jg. 02, Nr. 01, 2013, doi: 10.1055/s-0033-1333854, S. 21–24.

Anatomie Modelle: Diabetes Injektionskissen, in: Anatomie Modelle, 2020a, [online] https://www.anatomie-modelle.de/aid-8084-Diabetes-Injektionskissen-1013057-W44724-R10010.html [09.09.2020].

Anatomie Modelle: Übungsmodell intradermale, subkutane und intramuskuläre Injektion, in: anatomie-modelle.de, 2020b, [online] https://www.anatomie-modelle.de/aid-14067-Uebungsmodell-intradermale-subkutane-und-intramuskulaere-Injektion-R10952.html [09.09.2020].

Bose, Alexandra / Jeanette Terpstra / von Bose: Muslimische Patienten pflegen: Praxisbuch für Betreuung und Kommunikation, New York, Vereinigte Staaten: Springer Publishing, 2012.

Brenner, Andrea: Patientenedukation im Akutkrankenhaus, in: Pflege, Jg. 28, Nr. 2, 2015, doi: 10.1024/1012-5302/a000412, S. 109–110.

Bundesanzeiger: Bundesgesetzblatt online - Bundesgesetzblatt - Bundesgesetzblatt Teil I - 2003 - Nr. 36 vom 21.07.2003 - Komplette Ausgabe, in: BGBL, 2020, [online] https://www.bgbl.de/xaver/bgbl/start.xav?start=//*%5B@attr_id=%27bgbl103036.pdf%27%5D__bgbl__%2F%2F%5B%40attr_id%3D%27bgbl103036.pdf%27%5D__1599646887256 [09.09.2020].

BVOU Netzwerk: Hüftimplantate: Metallabrieb schädigt knochenbildende Zellen, in: BVOU Netzwerk, 24.06.2016, [online] https://www.bvou.net/hueftimplantate-metallabrieb-schaedigt-knochenbildende-zellen/ [09.09.2020].

BZgA: WISSEN, EINSTELLUNG UND VERHALTEN DER ALLGEMEINBEVÖLKERUNG ZUR ORGAN- UND GEWEBESPENDE, in: BZgA-Forschungsbericht / Mai 2019, Jg. 2019, 2019, [online] https://www.organspende-info.de/fileadmin/Organspende/05_Mediathek/04_Studien/BZgA_Studie_Organspende_2018_Ergebnisbericht.pdf, S. 1.

Jurkowitsch, Romana Eva / Gerhard Schröder: Edukation und Kommunikation im Gesundheitswesen: Aufgaben - Möglichkeiten - Umsetzung, Berlin, Deutschland: facultas.wuv Universitäts, 2016.

Keller, Christine: Damit das Herz im Takt bleibt: PatientenedukationbeiHerz-Kreislauf-Erkrankungen, in: Pflege Kolleg 18 — Patientenedukation, Jg. 2019, 2019, [online] https://www.springerpflege.de/pflege-kolleg-18-patientenedukation/17398736, S. 34.

Kugelstätter, Isabella: „Das Beratungsmodell von Hummel — Gaatz & Doll - Ein Blick in die Beratungs-Praxis", Bakkalaureatsarbeit , Gesundheits- und Pflegewissenschaft, Grau, Österrreich: Medizinische Universität Graz, 2009.

Langfeldt-Nagel, Maria: Gesprächsführung in der Altenpflege: Lehrbuch ; mit 7 Tabellen und 137 Übungsaufgaben, München, Deutschland: Ernst Reinhardt Verlag, 2004.

medicalexpo: Inverse Schulterprothese - Equinoxe® Platform, in: medicalexpo, [online] https://www.medicalexpo.de/prod/exactech/product-111056-734075.html [09.09.2020].

organspende-info: Die Kampagne „Organspende – Die Entscheidung zählt!", in: organspende-info, 2020a, [online] https://www.organspende-info.de/die-kampagne.html [09.09.2020].

organspende-info: Leichte Sprache, in: organspende-info, 2020b, [online] https://www.organspende-info.de/leichte-sprache.html [09.09.2020].

organspende-info: Pro und Contra, in: organspende-info, 2020c, [online] https://www.organspende-info.de/erfahrungen-und-meinungen/pro-und-contra.html [09.09.2020].

organspende-info: Suche, in: organspende-info, 2020d, [online] https://www.organspende-info.de/suche.html?L=0&id=253&tx_solr%5Bq%5D=islam [09.09.2020].

organspende-info.de: Statistiken, in: organspende-info.de, 2020, [online] https://www.organspende-info.de/zahlen-und-fakten/statistiken.html [09.09.2020].

Patientenedukation: Wittener Liste, in: Wittener Liste, Jg. 2020, 2020, [online] https://patientenedukation.de/sites/default/files/downloads/Wittener_Liste.pdf, S. 1.

Poser, Märle / Abt-Zegelin: Lehrbuch Stationsleitung: Pflegemanagement für die mittlere Führungsebene im Krankenhaus, Bern, Schweiz: Hans Huber, 2012.

Praxisdienst: Anatomisches Modell der weiblichen Blase, in: Praxisdienst, [online] https://www.praxisdienst.de/Diagnostik/Allgemeine+Diagnostik/Anatomische+Modelle+und+Lehrmitte l/Organe+und+Strukturen/Anatomisches+Modell+der+weiblichen+Blase.html#overlayimg-3 [09.09.2020].

Rathwallner, Birgit: Informieren — eine (neue) Aufgabe von Pflegekräften?, in: ProCare, Jg. 18, Nr. 8, 2013, doi: 10.1007/s00735-013-0161-8, S. 34–37.

Sahmel, Karl-Heinz: Pflegerische Kompetenzen Fordern: Pflegepädagogische Grundlagen Und Konzepte (German Edition), Berlin, Deutschland: Kohlhammer, 2009.

Segmüller, Tanja: Beraten, Informieren und Schulen in der Pflege: Rückblick auf 20 Jahre Entwicklung, Berlin, Deutschland: Mabuse-Verlag GmbH, 2015.

Spahn, Jens: Gesetzentwurf: Entwurf eines Gesetzes zur Regelung der doppelten Widerspruchslösung im Transplantationsgesetz, in: Gesetzentwurf, Jg. 2019, Nr. 1, 2019, [online] https://www.bundesgesundheitsministerium.de/fileadmin/Dateien/3_Downloads/O/Organspende/Org anspende-Widerspruchsloesung_Gruppenantrag_Spahn_et_al.pdf, S. 1.

Specht-Tomann, Monika / Doris Tropper: Hilfreiche Gespräche und heilsame Berührungen im Pflegealltag (German Edition), 4. Aufl. 2011., Berlin, Deutschland: Springer, 2011.

Statista: Internetnutzer - Anzahl in Deutschland 2019, in: Statista, 2019, [online] https://de.statista.com/statistik/daten/studie/36146/umfrage/anzahl-der-internetnutzer-in-deutschland-seit-1997/ [09.09.2020].

Taraji, Houaida: Organ- und Gewebespende aus islamischer Sicht, in: Organ- und Gewebespende aus islamischer Sicht, Jg. 2013, 2013, [online] http://zentralrat.de/files/zmd/organspende/organspende_aus_islamischer_sicht.pdf, S. 1.

Thieme: Pflegeprozessmodell nach Fiechter und Meier, in: Thieme, 2020, [online] https://www.thieme.de/statics/dokumente/thieme/final/de/dokumente/tw_pflegepaedagogik/10.3_Der _Pflegeprozess_nach_Fiechter_und_Meier.pdf [09.09.2020].

Vollmann, Jochen: Die Galle auf Zimmer 7: Welche Medizin wollen wir?, Berlin, Deutschland: Wagenbach Klaus GmbH, 2019.

Wunn, Ina: Muslimische Patienten, Berlin, Deutschland: Kohlhammer W., 2006.

ZDF: Muslime und die Organspende, in: Muslime und die Organspende - ZDFmediathek, 2019, [online] https://www.zdf.de/kultur/forum-am-freitag/forum-am-freitag-vom-5-april-2019-100.html [09.09.2020].

ZEIT ONLINE, dpa, spo: ZEIT ONLINE | Lesen Sie zeit.de mit Werbung oder im PUR-Abo. Sie haben die Wahl., in: ZEIT Online, 2019, [online] https://www.zeit.de/zustimmung?url=https%3A%2F%2Fwww.zeit.de%2Fgesellschaft%2Fzeitgeschehen%2F2019-05%2Fanalphabetismus-deutschland-lesen-schreiben-studie [09.09.2020].